ひらめき・直感力を磨く能力開発法

医学博士
佐藤政彦

たま出版

はじめに

私は大学の医学部を卒業後、内科診療に従事しました。

その後、企業へ入社して診査センター長などを務め、職員の能力開発や医学教育を行ってきました。現在は退職しましたが、在職中に培った能力開発法の経験に、新たな知見を加えてまとめたのが本書です。これからの若い世代のみなさんにも、ぜひこの能力開発のノウハウを知っていただきたいので、要点を簡潔にまとめて読みやすくしました。

脳を語るうえで、重要な一人の人物がいます。

アメリカ合衆国の神経心理学者で、カリフォルニア工科大学のロジャー・

スペリー博士です。彼は、一九八一年、「大脳半球の機能分化の解明」でノーベル生理学医学賞を受賞しています。

人間の大脳は右脳と左脳に分かれていますが、スペリー博士は、右脳と左脳の働きの違い、それぞれの役割分担を解明しました。右脳はひらめき、直感、感性、創造、イメージ（想像）などに、左脳は言語、計算、論理、分析などにかかわっていると発表しました。

また、その後の脳生理学や心理学などの研究により、人間の大脳の中にはビデオのようなものが存在し、外界の様子をたえず収録していることが判明しました。そのほかにも、脳には潜在的に計り知れない能力があり、右脳をうまく活用すれば人間の才能は大きく開花するとわかったのです。

ところが、残念なことに、これらの事実は一般の人々にはあまり知られていないのが現実です。

安定成長の時代においては、左脳をきっちり働かせていれば、効率よく企業の運営ができました。しかし、今日の日本社会はきわめて混迷を深めています。

　この状況で活路を切り開くには、左脳における経験の積み重ねと同時に、最終局面では右脳の力が重要な鍵となります。ひらめき、直感力によって、最適なアイデアや問題解決法を導き出すのです。

　現代人は左脳中心にかたよりすぎており、右脳の働きが低下しています。そこで、右脳の働きをより活性化させるために、本書では脳生理学的見地から潜在能力を向上させる方法について述べました。複雑系理論の応用、神経伝達物質（脳内物質）を有効に働かせる方法、生体リズムのビジネスへの活用法なども、合わせて紹介しています。

　本書で紹介する能力開発法は、誰でも簡単に実践することができます。

きわめてきびしく、深刻な時代だけに、若い世代のみなさんにとって、これらの能力開発法を実践するかどうかが、人生を有意義に生きられるか、生きられないかの、大きな境目になるといっても過言ではありません。ビジネスの現場はもとより、資格取得、受験勉強などにも幅広く本書のノウハウを活用していただければ幸いです。

二〇一三年九月

佐藤政彦

目次

第3章　直感を磨いて、ひらめきを生み出そう

第4章　日常生活からの右脳活性化

第1章　脳の生理と解剖

大脳と神経細胞の働き

さて、能力開発法をご紹介するにあたっては、まず脳の仕組みと働きを知っておく必要があります。

そこで、少し専門的になりますが、この章では脳生理学について簡単に述べてみたいと思います。

ご存じの方もいらっしゃるかと思いますが、人間の脳の重さは約一四〇〇グラムです。頭蓋骨内にあって、髄膜《ずいまく》（外側から硬膜《こうまく》、くも膜、軟膜《なんまく》）の三層構造に囲まれています。

この髄膜のうち、くも膜と軟膜の間には、くも膜下腔《かくう》という空間があります。ここは髄液《ずいえき》でみたされており、脳を外部から保護する役目を担っています。

脳は、大脳、視床《ししょう》、視床下部《かぶ》、脳幹《のうかん》（中脳、橋《きょう》、延髄《えんずい》）、小脳などから構成されています**（図1参照）**。

大脳は、豆腐のようにブヨブヨしており、表面はしわだらけです。右脳と左脳に分かれ、脳梁《のうりょう》という神経線維の束によって結ばれています**（図1参照）**。

また、大脳の表面にあるのが大脳皮質で、大脳皮質は厚さが平均二ミリメートルほどの神経細胞の集団です。大脳の内部には、大脳皮質から出た神経線維の集団があり、これは大脳髄質《ずいしつ》（白質《はくしつ》）と呼ばれています。大脳の内部には、さらに大脳基底核という神経細胞の集団がいくつか存在しま

図1

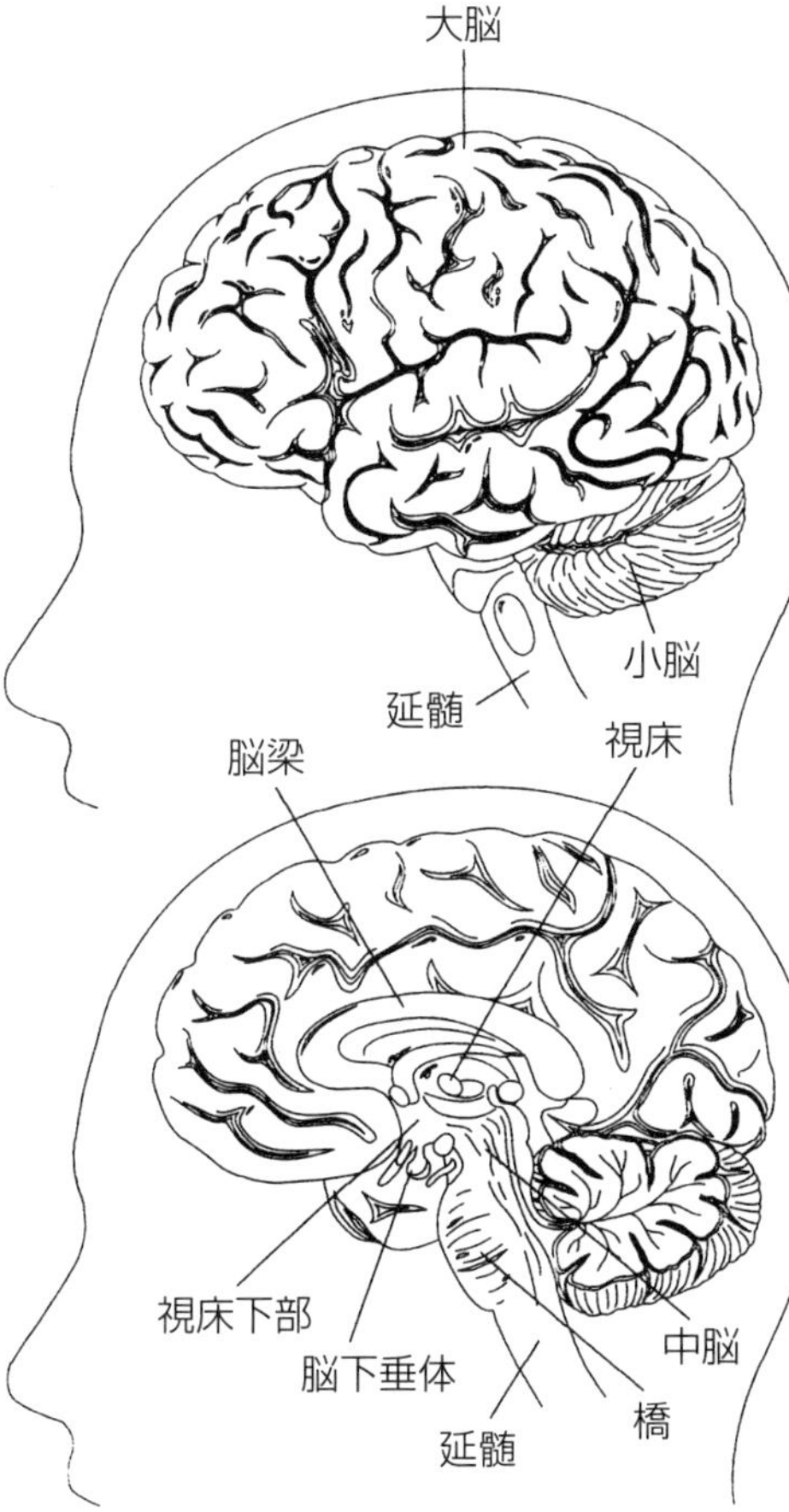

す。

大脳皮質には、動物時代からあった大脳辺縁《へんえん》系と、人への進化によって出現した大脳新皮質があります。

大脳辺縁系は、大脳新皮質が発達するにつれ、大脳の周辺部に追いやられた脳です。多数の小さな脳の集合体であり、ここから喜怒哀楽、快・不快感、気分の落ち着きなど、あらゆる感情が生じます。ここはまた、視床下部とは密接な関係にあります（くわしくは後述）。

大脳辺縁系において、前記のような感情を生み出しているのが、A系・B系・C系の神経細胞です。

では、それら三つの神経細胞について少しくわしく見てみましょう。

まず、A系神経は、脳の覚醒などにかかわっています。次に、C系神経は恐怖などを発現させる神経です。B系神経は、A系、C系とほぼ平行して脳全体に広く分布しており、Ａ系とＣ系の活動を抑制《よくせい》しています。

Ａ～Ｃ系神経は、それぞれの神経核（神経細胞が数万個集まった神経細胞の集団）を出発点としています。脳幹の左右にあり、Ａ系の神経核は十六個（Ａ１神経～Ａ16神経）、Ｂ系の神経核は九個（Ｂ１神経～Ｂ９神経）、Ｃ系の神経核は三個（Ｃ１～Ｃ３神経）あります。

神経細胞のうち、細胞からのびる神経線維では、情報が電気で伝わっています（**図２参照**）。そして、情報が神経線維末端のシナプスという隙間に到達すると、神経線維の末端から神経伝達物質が放出され、伝達される側の神経線維末端に化学反応で情報が伝わります。ちなみに、この放出を「分泌《ぶんぴ》」と表現する場合もあります。

図2

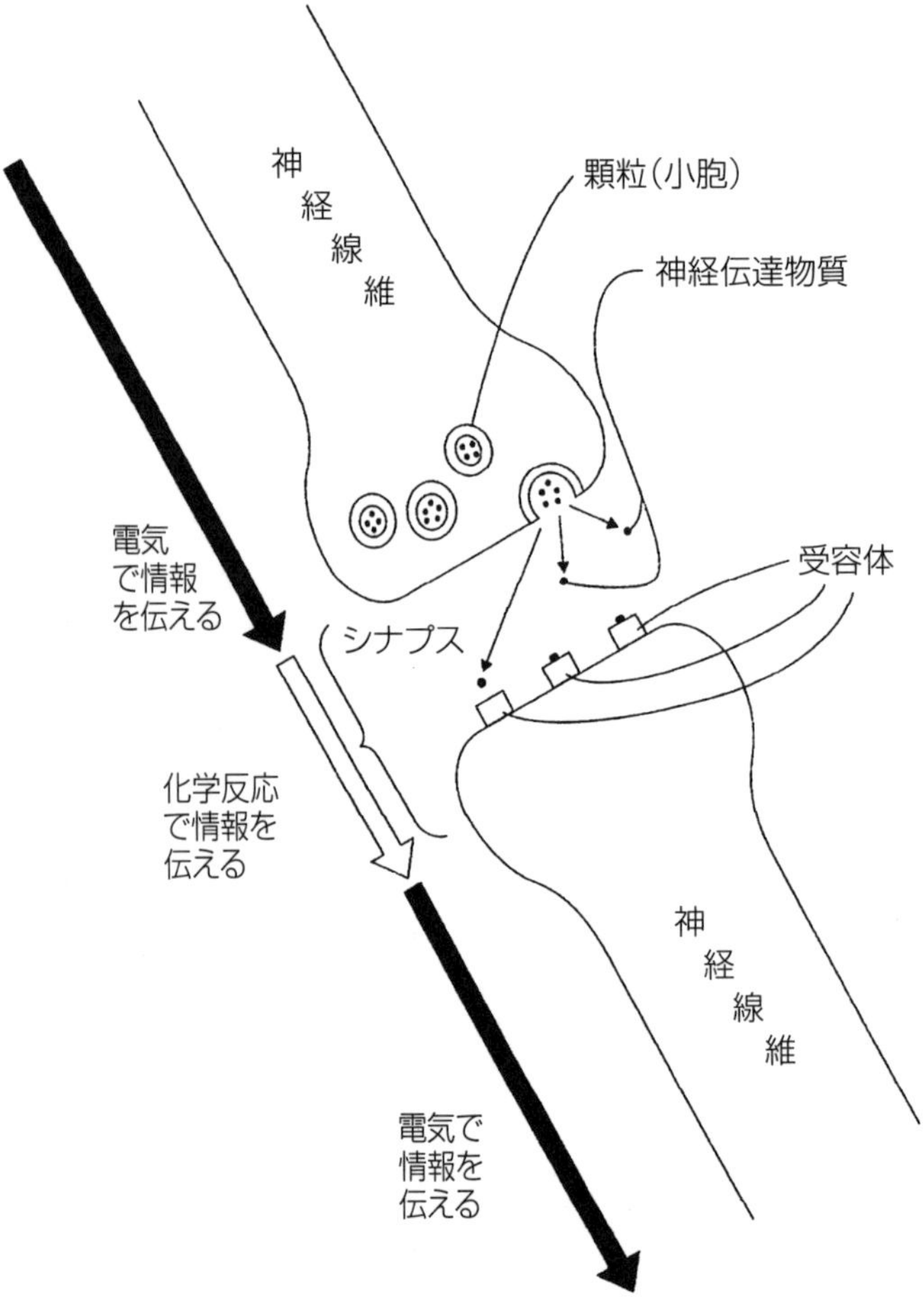

神経線維
顆粒（小胞）
神経伝達物質
電気で情報を伝える
受容体
シナプス
化学反応で情報を伝える
神経線維
電気で情報を伝える

神経伝達物質が感情を生み出し、人間的成長を促進させる

私たちは、ふだん「心」という言葉をよく使いますが、大脳生理学的には、心は脳そのもののことではなく、人間の脳が生み出したものです。

人間の脳が生み出す心の変化には、さまざまな神経伝達物質（脳内物質）が大きくかかわっています。その一つが、ノルアドレナリンです。

ノルアドレナリンに関係している神経は、Ａ１～Ａ７神経で、これらは、物質の名前をとって「ノルアドレナリン作動性神経」と呼ばれます。

このノルアドレナリンの分泌によって、人間は朝、目をさますことがで

き、昼、活動できます。夜は本来、必要ないので、分泌が減少します。

また、ノルアドレナリンは、怒り、不快、不安にもかかわっており、特に怒りを感じたときに多量に分泌されます。

次に、同じ神経伝達物質（脳内物質）のうち、ドーパミンについて見てみましょう。

ドーパミンは、Ａ8～Ａ16神経の神経伝達物質です。

これに関係している神経は、Ａ8～Ａ16神経で、これらも、物質の名前をとって「ドーパミン作動性神経」と呼ばれます。

ドーパミンは、主に快感にかかわっており、生物のうち、人間の脳だけが大量に分泌するという特徴があります。特に、Ａ10神経から大量に分泌されます。

ところで、Ａ1～Ａ16までのＡ系神経の中で、人間の脳内に最も広く分布しているのはＡ６神経です。この神経は、最も強力な覚醒作用があり、学習にもかかわっています。Ａ６神経の神経核は脳幹の橋にあり、青斑核《せいはんかく》といわれます。

三番目は、「アドレナリン」と呼ばれる神経伝達物質（脳内物質）について。「アドレナリン」という言葉はご存じの方も多いかと思いますが、これはＣ系の神経伝達物質です。

そのＣ系統のうち、Ｃ１〜Ｃ３神経は、「アドレナリン作動性神経」と呼ばれます。アドレナリンは恐怖や驚きを感じたときに分泌されるので、「恐怖のホルモン」ともいわれます。脳内以外からも分泌されており、内分泌器官の一つである副腎の髄質から出る量は、脳内よりも多いと報告されています。

そのほか、Ｂ系の神経伝達物質としてセロトニンがあります。Ｂ系神経は、セロトニン作動性神経と呼ばれます。B系の神経核は脳幹にあり、縫《ほう》線核《せんかく》といわれます。ノルアドレナリン、ドーパミン、アドレナリンの分泌量が多すぎると、人は過剰に興奮して変調をきたしますが、これを防ぐため、B系神経からセロトニンが分泌され、作用を抑制して精神を安定させます。

また、安らぎや癒しにかかわるセロトニンは、「自信」とも関連しています。人が自信を持つと、脳内のセロトニンの量が増えます。すると、それ以前に比べて人間的に大きく成長します。

自信を持てるかどうか、イコール、セロトニンの量を増やせるかどうか、によって成長の度合いが大きく変わるわけですから、人間にとってセロトニンはとても重要な神経伝達物質ということになります。

脳内の松果体《しょうかたい》では、このセロトニンからメラトニンがつくられます。

その働きについては、あとでくわしく述べます。

神経伝達物質の分泌量が好き嫌いを決める

大脳辺縁系には中隔核《ちゅうかくかく》があり、その下に側坐核《そくざかく》があります（図3参照）。側坐核には、視床下部ホルモンの一つであるＴＲＨ（＝thyrotropin-releasing hormone甲状腺刺激ホルモン放出ホルモン）が作用する受容体が多数分布しています。

このＴＲＨ受容体とＴＲＨの結合により、生きていくうえでの意欲や行動力が生まれます。また、側坐核に入っているＡ10神経（先述のドーパミ

図3

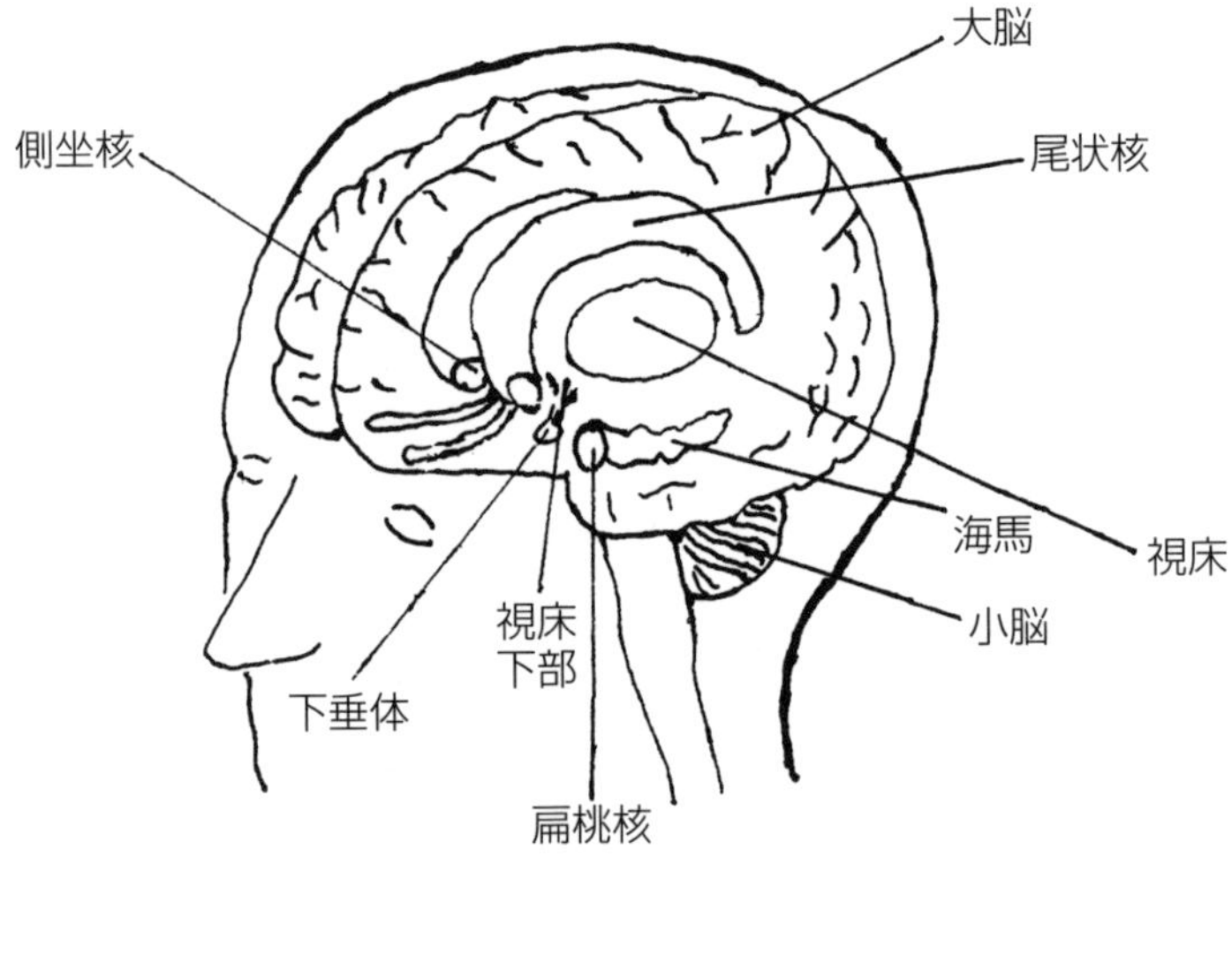

ン作動性神経の一つ）からドーパミンが分泌されると、快感が生じます。

側坐核のうしろで、やや下がった場所に、アーモンドのような形をした扁桃核《へんとうかく》があります。

扁桃核は、すべての感覚情報が集まるところです。ここにはA系神経とB系神経が集中して入っており、ドーパミン、ノルアドレナリン、セロトニンなどの分泌量から、好き嫌いの感情が決められます。

また、感情とは別に、内臓感覚などの体内からの情報は、主に視床下部から入ってきます。

人間が持つ五感のうち、外部からの視覚、聴覚、味覚、体性感覚（触覚、痛覚、温度覚）の情報は、まず視床に集められます。すると、必要とされる情報だけが視床によって選ばれ、大脳新皮質の感覚野に送られ、そこから扁桃核に送られます。嗅覚（においの感覚）は、嗅球《きゅうきゅう》から嗅神経、扁桃核の前部に接した嗅結節《きゅうけっせつ》をへて、扁桃核に送られます。

次に、扁桃核の後部に接していて、細長く、芋虫に似た形をしているのが海馬《かいば》です。

ここは、記憶にかかわっている、大変重要な部位です。例えば、「自分にとって気持ちのいいことは喜んでやりたい。不快なことはやりたくない」というような記憶です。この海馬における記憶を「ものさし」として、扁桃核は好き嫌いを決めています。つまり、海馬は感情の根底をつくりあげているといえます。

デジタル情報をやりとりする大脳新皮質

私たちの大脳新皮質は、「人間の進化とともに出現した」といわれています。

大脳新皮質では、主に有髄《ゆうずい》神経が活動していますが、この神経は、神経線維が絶縁被覆《ひふく》である髄鞘《ずいしょう》でおおわれたもので、複雑な神経回路を形成し、知性、知能にかかわっています。

有髄神経の神経細胞からのびた神経線維は、伝達相手の神経線維に対して、一つに一つのシナプスで対応しています。

そこでは、神経伝達物質が「オン」か「オフ」かの情報を伝えています。標的となる神経細胞を興奮させる（オン）か、抑制する（オフ）かの、デジタルな作用です。神経伝達物質はグルタミン酸とギャバであり、グルタミン酸は「オン」の情報を、ギャバは「オフ」の情報を伝えています。

また、大脳の内部には、大脳基底核という神経細胞の集団がいくつか存在しています。この集団は、人間が運動を円滑に行うための重要な役割をはたすものです。主なものは、尾状核《びじょうかく》、被殻《ひかく》、淡蒼球《たんそうきゅう》で、機能的には尾状核と被殻を合わせて線条体《せんじょうたい》と呼んでいます。

大脳基底核に病変があると、振戦《しんせん》（手指のふるえ）やアテトーゼ運動（手指、手首、腕、足がくねる）などの不随意運動（本人の意志とは関係なく、勝手に動いてしまう状態）が起こるようになります。

自己調節機能の中枢である視床下部

視床下部は、脳のほぼ中心部、視床の前方下にあります。第三脳室の側壁の下部、底部に位置する親指ほどの小さな脳で、約五グラムの重さがあります（**図１参照**）。

視床下部は、生命の根幹にかかわるホメオスターシス（生体恒常性《せいたいこうじょうせい》）にかかわっています。つまり、生命体の内部環境を一定の範囲内に保つように、たえず自己調節する役割です。

例えば、血圧、体温、脈拍数、血液中の種々の値（血糖、電解質など）

は、通常、一定範囲内（正常範囲）に保たれています。

健康な人なら、多少の恒常状態の乱れは自己調節によって正常範囲にもどります。しかし、ホメオスターシスが乱され、いくら自己調節を行っても正常範囲に戻れなくなってしまうと、「病気」と呼ばれる状態になります。

前にもふれたように、視床下部から分泌されるホルモンの一つにＴＲＨがありますが、これが「生きよう」とする根源的な欲求をつくっています。また、視床下部から分泌される視床下部ホルモンが、脳の下垂体《かすいたい》ホルモンの分泌を調節しています。

そのほか、視床下部には自律神経（交感《こうかん》神経と副交感神経）の中枢が存在します。精神神経免疫学では、視床下部は免疫系の中枢であることも判明しています。

このように、視床下部は中枢機能の集まる部位ですから、ストレスが直接作用してしまいます。また、大脳辺縁系と密接な関係にあるため、視床下部・大脳辺縁系とも呼ばれますが、ストレスによりここが変調をきたすと、うつ病、神経症（ノイローゼ）、自律神経失調症などの精神疾患、心身症（ストレスのために生じた身体の疾患）があらわれます。

では、視床についても簡単に述べておきましょう。

視床は中脳と大脳基底核の線条体の間にあって、大脳半球でおおわれています**（図１と図３参照）**。

視床は、外部からの感覚情報を大脳に連絡する「関所」です。ここでいう感覚情報とは、視覚、聴覚、味覚から、体性感覚（触覚、痛覚、温度覚）までを含みます。それらの感覚情報の中から、必要とされるものだけを選んで大脳に送っています。

この機能を重視して「視床が心を創出している中心である」とする学説

もありますが、いっぽうで、大脳新皮質、特に前頭葉《ぜんとうよう》の前三分の二を占める「前頭前野《ぜんとうぜんや》（前頭連合野《ぜんとうれんごうや》とも呼ぶ）」が心を創り出している中心だとする説もあります。

生体リズムや神経をつかさどる脳

次に、松果体について。松果体の大きさは一センチメートル以下で、重さはわずか〇・一二～〇・二グラム。とても小さな器官です。第三脳室の屋根の部分から突き出しており、灰白色をおびた松の実のような形をしています。この部位では、セロトニンからメラトニンがつくられます。

メラトニンは、人が睡眠をとるうえで必要不可欠な物質です。また、血流にのって全身の細胞に時間のメッセージを送り、生体リズム（サーカディアンリズム）もつかさどっています。生体の各種ホルモンの分泌、体温、血圧などに、約二十四時間周期でくりかえす日内変動が存在するのはこのためです。

また、免疫力を高めたり、動脈硬化を防いだりといった作用もあります。メラトニンが活発に分泌されるのは夜ですから、その分泌を高めれば健康で過ごせるわけです。分泌を高める方法については、あとでくわしく述べます。

次に、脳幹について。脳幹は、中脳、橋、延髄《えんずい》から構成され、前脳（大脳、視床、視床下部）と脊髄《せきずい》の間にあります（**図１参照**）。

先にも述べましたが、Ａ系神経のうち、Ａ１〜Ａ７はノルアドレナリン作動性神経、Ａ8～Ａ16はドーパミン作動性神経です。Ｂ系神経はセロトニン作動性神経、Ｃ系神経はアドレナリン作動性神経です。これらの神経核があるのが、脳幹です。

脳幹には網様体《もうようたい》が存在します。網様体は脳幹の全域にわたって存在するため、「脳幹網様体」と呼ばれています。網様体では、白質（神経線維の集まり）の間に灰白質（神経細胞の集団）が散在しています。灰白質が互いに連なって網のように見えることから、この名前がついています。

網様体は、たえず大脳皮質を刺激して、覚醒状態を維持しようとします。これを上行性《じょうこうせい》網様体《もうようたい》賦《ふ》活《かつ》系といいます。多くの麻酔薬は、網様体の働きを抑制して、効果が出現するとされています。

脳幹のうち、延髄には、呼吸中枢、心臓中枢、血管運動中枢などがあり、生命の維持に必要不可欠な内臓の自律性にかかわっています。

郵 便 は が き

恐縮ですが
切手を貼っ
てお出しく
ださい

160-0004

東京都新宿区
四谷4−28−20
(株) たま出版
ご愛読者カード係行

書 名				
お買上 書店名	都道 府県	市区 郡		書店
ふりがな お名前			大正 昭和 平成 年生 歳	
ふりがな ご住所	□□□-□□□□		性別 男・女	
お電話 番 号	(ブックサービスの際、必要)	Eメール		

お買い求めの動機

1. 書店店頭で見て　2. 小社の目録を見て　3. 人にすすめられて
4. 新聞広告、雑誌記事、書評を見て(新聞、雑誌名)

上の質問に 1. と答えられた方の直接的な動機

1. タイトルにひかれた　2. 著者　3. 目次　4. カバーデザイン　5. 帯　6. その他

ご講読新聞 新聞	ご講読雑誌

たま出版の本をお買い求めいただきありがとうございます。
この愛読者カードは今後の小社出版の企画およびイベント等の資料として役立たせていただきます。

本書についてのご意見、ご感想をお聞かせ下さい。 ① 内容について ② カバー、タイトル、編集について
今後、出版する上でとりあげてほしいテーマを挙げて下さい。
最近読んでおもしろかった本をお聞かせ下さい。
小社の目録や新刊情報はhttp://www.tamabook.comに出ていますが、コンピュータを使っていないので目録を　希望する　いらない
お客様の研究成果やお考えを出版してみたいというお気持ちはありますか。 ある　ない　内容・テーマ（　　）
「ある」場合、小社の担当者から出版のご案内が必要ですか。 希望する　希望しない

ご協力ありがとうございました。

〈ブックサービスのご案内〉

小社書籍の直接販売を料金着払いの宅急便サービスにて承っております。ご購入希望がございましたら下の欄に書名と冊数をお書きの上ご返送下さい。

ご注文書名	冊数	ご注文書名	冊数
	冊		冊
	冊		冊

小脳**（図１参照）**は、身体の平衡（バランス）を保ち、運動を緻密にする働きをします。小脳に疾患があると運動失調となり、動作を円滑に行えません。体位や姿勢を正常に保てず、歩行障害にもなります。

また、小脳は大脳基底核と連携して顔の表情にもかかわっています。運動機能が発達している人は、小脳と大脳基底核の働きがすぐれているといえます。

ところで、「脳内麻薬」という言葉がありますが、字義通り、脳は麻薬を自分自身でつくり出しています。麻薬が作用する受容体は、痛みを感じる痛覚神経の途中にあり、痛覚を遮断する働きをします。また、快感を生じるドーパミン作動性神経の働きを促進する作用もあります。脳内麻薬の代表的なものが、β《ベータ》エンドルフィンです。βエンドルフィンは、脳幹の中脳水道周囲核から出た神経線維から分泌されます。

神経伝達物質が欠乏しやすい現代

現代の日本社会は、物質的に豊かで、生活も便利になりました。しかし、それとひきかえに、ストレスが非常に大きい社会となっています。日本人の多くは疲弊《ひへい》し、消耗しています。

一九九八年、日本の自殺者数が初めて一年間に三万人を超え、その後も高い水準にあります。さらに、自殺未遂者に目を向ければ、「少なく見積もっても、自殺者数の十倍は存在する」と推計されています。

自殺の一番大きな原因が、うつ病です。神経症（ノイローゼ）、自律神経失調症などの精神疾患、心身症（ストレスのために生じた身体の疾患）も増加しています。

これまで書いてきたように、脳の視床下部はストレスが直接作用する部位です。視床下部と大脳辺縁《へんえん》系は密接な関係にあり、ストレスを受けた場合、大脳辺縁系でノルアドレナリンとアドレナリンが分泌され、怒り、不快、不安、不満、恐怖などの感情が発現します。これらの感情を抑え、仕事や日常生活をスムーズにするように働いている物質がセロトニンです。

ところが、ストレスにより、視床下部・大脳辺縁系が疲弊すると、セロトニンが不足してしまいます。セロトニンが大きく不足すると、精神が不安定になり、気分が落ち込み、抑《よく》うつ状態となります。松果体ではセロトニンからメラトニンがつくられますが、セロトニンが不足すればメラトニンも欠乏して、不眠症となります。その結果、うつ病となってしまうのです。

メラトニンの分泌を高めるためには、昼間、明るい光の中で過ごし、夜間は照明を必要最小限にして「暗さを感じる」必要があります。普段の生活から、意識してゆったり過ごすのも効果的です。

とはいえ、日本はオフィス、住宅街、コンビニエンスストアの照明など、夜間も光で満ちあふれています。暗さを感じられなければ、メラトニンの分泌は抑えられてしまいます。その結果、うつ病などの病につながっていくのです。

私たちは、今日の日本社会がきわめて深刻な状態であるのを認識しなければなりません。健康をそこなわないように、たえず健康管理に注意しながら、脳の機能をうまく使って、効率よくリラックスするノウハウを身につけてほしいと思います。

右脳と左脳の違い

大脳は右脳と左脳に分かれていて、脳梁《のうりょう》という神経線維の束で結ばれています（**図1参照**）。

脳外科学の世界的権威であったワイルダー・ペンフィールド博士の研究や、心理学における「知覚識閾《しきいき》」という実験により判明した事実があります。それは、「脳の中にはきわめて膨大な記憶や情報が収録されている」というものです。

脳にはビデオテープのようなものが存在し、人が生まれてから死ぬまでの体験が収録されています。ただし、普段は意識できない、無意識（潜在意識）領域の記憶となっています。

この無意識領域に働きかける方法として、「サブリミナル効果」があります。

例えば、次のようなことがあります。

映画のフィルムは一秒間に二十四コマ流れますが、ある映画館で二十五番目のコマに「オレンジジュースを飲みましょう」という映像ＣＭを入れて、五秒ごとに流す実験が行われました。

ひとコマはあまりに短く、観客はまったく意識できません。ところが、終わったあとにこの映画館では、普段よりもオレンジジュースの売り上げが二十五パーセント増加しました。無意識領域の記憶である「オレンジジュースを飲みましょう」という映像の呼びかけにこたえて、観客は売店で目にしたオレンジジュースを、当人も意識せずに買い求める結果となったわけです。

この無意識領域の記憶や情報は、右脳に関係があります。これに対して、左脳は意識領域と関係があります。

一九七五年、アメリカ合衆国の神経心理学者で、カリフォルニア工科大学のロジャー・スペリー博士が「大脳半球の機能分化の解明」を発表しました。右脳と左脳の働きの違いやそれぞれの役割分担を解明したのです。この業績により、スペリー博士は、一九八一年にノーベル生理学医学賞を受賞しました。

右脳と左脳の役割は、次ページのようになっています。

◎右脳の役割

　ひらめき、直感、感性、創造、イメージ（想像）、統合、図形・空間認識、経験的理解、無意識、左半身の知覚と運動など

◎左脳の役割

　言語、計算、論理、分析、知識、マニュアルどおりに実行する、機械の操作、意識、右半身の知覚と運動など

第2章

複雑系企業がパワーを生み出す！

近代科学＝「単純系」の限界

かつて、宇宙の森羅万象の謎を解明することに敢然と挑戦した学者がいました。十七世紀のフランスの哲学者、デカルトです。

彼は「方法序説」を提唱し、「機械論」と「要素還元主義」を車の両輪として研究しました。

機械論とは、かいつまんでいえば、「世界がいかに複雑そうに見えても、結局は機械のようなものである」という発想です。つまり、「世界は単純な部品から構成されている」という見方です。そこから、「同一の運動法則が全宇宙を支配している」という見解を発表したのです。

また、要素還元主義というのは、「対象を認識するため、要素に分解する。一つずつの要素を分析してくわしく調べる。これらの結果を論理的に集めれば、対象は理解できる」という考え方です。この延長線上から、デカルトは世界の力学的な認識を試みるようになりました。

その後、十七世紀から十八世紀にかけて、ニュートンが「ニュートン力学」を打ち立てました。ニュートン力学というのは、ニュートンがその三法則である慣性の原理、運動方程式、作用反作用の原理にもとづいて作り上げた力学体系です。

この二人によって確立された近代科学が、やがて大きな発展をとげ、現代科学に至っています。

そして、近代科学の伝統を担ったのが、二十世紀の自然科学と社会科学です。この二つの科学で解決できるものは、「単純系」です。
単純系の特徴は、以下のごとくです。

①重ね合わせの原理が適用される。
「対象を認識するため、要素に分解する。一つずつの要素を分析してくわしく調べる。これらの結果を論理的に集めれば、対象は理解できる」という要素還元主義の考え方が通用する。

②明確な因果関係から成り立っている。
「ある結果には、必ず特定の原因が存在する」という結論づけが可能である。

③閉鎖系で、平衡《へいこう》（均衡《きんこう》）状態においてはよく観察される。

④方法のモデルを数学に求める場合が多い。

しかし、時計じかけの機械的宇宙の象徴であると見なされていた太陽系でさえ、実際にはカオスがひそんでいるのです。

宇宙においては、惑星《わくせい》たちはどれも複数の他の惑星からの万有引力《ばんゆういんりょく》を受けているため、その運動は多体問題《たたいもんだい》と呼ばれる力学になります。すなわち、三体以上の物体の力学には、初期条件に敏感に反応する要素がとてもたくさんあるのです。

以上のことは、十九世紀の終わりに数学者のポアンカレが最初に指摘しました。

宇宙だけでなく、この世の森羅万象《しんらばんしょう》において、純粋な単純系の現象はほとんどありません。単純系で近似可能なもの（＝方程式で一つの答えが導き出されるもの）が存在しているということだけなのです。この世の事象の中で、こうした近似可能なものを除いたものが、複雑系であると言えます。

世界の諸問題に挑戦する「複雑系」

「複雑系」という言葉は、英語のComplex systemsを日本語に訳したものです。

ではここで、「系」という表現のわかりやすい例として、「渋谷系」という言葉を取り上げてみましょう。

渋谷系とは、東京の渋谷で流行しているファッション、音楽などを意味するだけでなく、渋谷の街、渋谷的なもの、それが好きな人、共通する考え方まで、広義を意味する使い方がされています。

これが、複雑系の「系」にもあてはまります。複雑系に属する事象と同時に、複雑系的な発想、複雑系を研究対象とする学問までを意味しています。

複雑系は、一九八〇年代から世界各国で研究されてきました。

複雑系の科学の特徴として、学際性《がくさいせい》、すなわち専門分野の垣根を越えて情報交換を行い、解決に導いていくことが挙げられます。

現代社会においては、二十世紀の自然科学と社会科学を駆使しても解決できない問題がたくさんあります。そのため、一つのテーマに対して、専門分野の異なる研究者たちが垣根を越えて情報交換を行い、必要であれば共同で研究して解決に導いていくのです。このシステムは非常に効果的だとわかり、諸問題を解決する切り札として大きな期待が寄せられています。研究者の専門分野は、生物学、経済学、経営学、社会学、政治学、物理学、数学、化学、情報科学など、多岐にわたります。日本でも複雑系の研究は行われており、経済学、経営学、物理学、数学が主な分野となっています。

自らが秩序を形成する「散逸構造《さんいつこうぞう》」

複雑系の重要な理論に、「散逸構造理論《さんいつこうぞう》」と「カオス理論」があります。

まず、散逸構造理論について述べましょう。

この理論は、ブリュッセル学派のイリヤ・プリゴジン博士により発表されました。彼は、その業績により、一九七七年にノーベル賞を受賞しました。もともと、非平衡熱力学の分野で誕生した理論ですが、複雑系の科学の根幹として、現在では経営学、経済学、生物学、免疫学などにも応用され、研究対象は広がっています。

散逸構造理論の概要は、次のとおりです。

宇宙を支配する科学の法則の一つが「熱力学第二法則」です。外界に対して閉じたシステムを「閉鎖系」と呼びますが、この内部では、エントロピーは「平衡」に達するまで増大します。つまり、「秩序」は時間とともに「無秩序」へと向かいます。

しかし一方で、この宇宙においては、ある一定の条件下では「無秩序」から「秩序」が形成される場合があります。つまり、外部環境に対して開放されたシステム＝「開放系」においては、外部環境との間でエネルギーや物質の交換が行われるのです。

さらに、「平衡」から遠く離れた「非平衡」状態になると、システム内の構成要素は「自律」し、構成要素の間で情報交換が行われ、共鳴し合います。その結果、相乗作用が生まれ、集合化し、「ゆらぎ」が発生するのです。

この「ゆらぎ」を促進する作用として、正のフィードバック（ポジティブフィードバック）が存在するとき、システムは「自己組織化」を起こし、より高次元の秩序と構造を形成します。このことを「創発」といいます。

このように、散逸構造とは、外部環境からエネルギーや物質を取り入れ、システム内に発生した物質などを拡散、放出しながら自己組織化をとげていく「非平衡構造」なのです。

生命体の構造や機能は、目的実現のためにつくられた

くりかえしますが、システムの構造と機能が外部の力で決められるのではなく、システム自身がそれらを作り出していくのが「自己組織化」です。このシステムは、機械とは本質的に異なっています。すでに自然科学、生命科学、社会科学、人文科学における研究対象の領域で観察され、厳密な数理的裏づけで証明されています。

科学史において、自己組織化のメカニズムの解明は、きわめて重要な意義があります。単純系を対象とする場合には、機械論と要素還元主義によ

る従来の科学を用いればよいのですが、複雑系を対象とする場合には、それが通用しません。そこで、従来の機械論から「目的論」にパラダイムシフトする必要があります。

目的論とは、「生命体の構造や機能は、すべてある目的を実現するためにつくられている」ということです。つまり、生命体は単なる突然変異と淘汰圧《とうたあつ》による偶然の産物ではなく、「よりよい方向を目指す特有の力を潜在的に持った存在である」という定義になります。

実は、この定義は古代ギリシャのアリストテレスが最初に唱えたのですが、単純系を基盤とする近代科学と現代科学による技術革新や進歩のために、目的論は忘れ去られてしまいました。しかし、二十一世紀になったいま、「生きたシステム」を有する生命体、企業、組織（経営）、経済、社会などにおいて、希望に満ちた未来を実現させるうえで目的論は大きな参考となるのです。

例えば、生命体に内在する目的論的な働きには、「自然治癒力」があてはまります。これからの医療従事者は、患者さんが自然治癒力を充分に発揮できるように支援する、というスタンスが重要になるでしょう。

企業や組織を対象とする経営についても、この目的論は重要な示唆《しさ》を与えてくれます。企業や組織は職員で成り立っています。その職員一人一人が目的論的な方向性を内に秘めているとみると、経営のあり方は変わってきます。つまり、「職員一人一人が、希望や理想を実現して、よりよい方向に進化したいという目的を持っている」という視点に立った経営です。実際に、精神科医で心理学者でもあるC.G.ユングは、「人の無意識には目的論的な方向性が存在する」と指摘しています。

この視点に立つと、経営者や組織内における上司は、職員の得意分野や長所を的確に把握し、それらを充分に発揮できるように職員を支援する、という職務が重要となるのです。これについては、後ほどくわしく述べたいと思います。

不規則に見える中に法則がある「カオス理論」

散逸構造理論と並ぶ、複雑系の重要な理論が「カオス理論」です。

複雑系の科学により、「明確な因果関係から成り立っている世界」と「偶然」との間には、「カオス」と呼ばれる状態が存在することがわかりました。

「明確な因果関係から成り立っている世界」とは、例えば、ニュートンの運動方程式が適用される世界です。ニュートンの運動方程式に初期条件（初期値）を代入すれば、将来の様子がはっきりとわかります。

一方、「偶然」とは、例えば、サイコロをふったときに出る「目」のことです。このときには確率論が用いられます。

この二つの間にある「カオス」に属する事象は、いずれも、現れてくる状態は不規則に見えるが、その背後には法則があるという理論です。その意味では「決定論」といえますが、ただし、カオスの場合には、決定論の解が不安定なのです。というのも、状況により方程式の答えが複数になるからです。

それに対して、例えば、ニュートン力学が適用される場合には、決定論の解が安定しています。方程式で一つの答えが導き出されます。原因（初期条件）に応じて結果は決まるのです。つまり、明確な因果関係が存在するのです。

以上のことから、決定論の解には、安定しているものだけでなく、不安定でカオスに属するものがあることになります。

カオスは、「明確な因果関係から成り立っている世界」と「偶然」との間に、連続的に位置しています。つまり、明確な因果関係が存在する現象の中に偶然が出現したものと言うこともできます。

「歴史は繰り返す」という格言がありますが、カオスにおいては、過去に起きたことと同じことが、再び出現します。ですから、カオスに属する事象、例えば株価や為替、景気などの経済や社会に関して、その将来を予測する場合には、過去の歴史や変動のパターンを認識し、さらに現在の状況を的確に把握することにより、今後どのような展開が見られるかを推測するスタンスをとると効果的であると考えられます。

ビジネスにも学問にも強い、フィールドワーク

マイケル・ポラーニは、ハンガリー出身の物理化学者・社会科学者・科学哲学者です。

彼は、「われわれは言葉で語るよりも多くを知っている」という概念を提唱しました。そして、言葉で表現できない知《ち》を「暗黙知《あんもくち》」と呼びました。経験を積んで得られる直感（勘）、洞察力、コツなどがそれにあたります。

これに対して、言葉によって表現できる知を、本書では「言語知《げんごち》」と呼んでみます。言語知には、論理、分析、計算、知識などが含まれます。

右脳と左脳の働きの違いや役割分担は第1章で述べたとおりですが、脳生理学的にみると、暗黙知には右脳が、言語知には左脳が、それぞれかかわっています。

ビジネスでは、言語知が日常の業務の基本です。知識、マニュアル、会話、読み書き、論理、分析、計算、ＩＴの活用などがあげられます。

安定成長の時代には、日本の企業では言語知をきっちりと働かせていればスムーズに効率よく運営できました。しかし、大競争時代の状況下では、言語知をきっちり働かせると同時に、暗黙知をいかに充分に発揮するかが大きな鍵を握っています。ビジネスにおける暗黙知は、直感（勘）、洞察力、コツ、臨機応変の対応、創意工夫などがあげられます。

ビジネスにも学問にも、単純系と複雑系があります。言語知が関与した左脳的なものが単純系、暗黙知が関与した右脳的なものが複雑系です。

学問においても、単純系を扱う分野においては、言語知（左脳的な現代科学）を緻密に働かせていれば問題をスムーズに解けます。しかし、生物（生命体）、経営、経済、社会などの複雑系を扱うときには、ビジネスと同様、暗黙知を充分に働かさなければなりません。

暗黙知は、知識の理解ではなく、フィールド（実際の現場）で対象の生きた姿に直接かかわり、体感、体験することによって身につけていくものです。

複雑系組織のメリット

ビジネスや学問の世界では、言語知と暗黙知を充分に発揮しても解決できない難題や難問に直面するケースがよくあります。

そんなとき、どうすればよいでしょうか。

第1章で解説したように、私たちは、意識的にはまったく気づかないうちに膨大な量の情報を無意識領域（潜在意識領域）で感知しています。その無意識領域にはビデオテープのようなものが存在し、人が生まれてから死ぬまで、膨大な量の情報や記憶が蓄積されています。

直感やひらめきは、無意識領域の情報や記憶が働きだし、意識にのぼってくることによってあらわれます。

そこで、効果的にひらめきや直感を生み出す、右脳左脳理論の応用法を紹介しましょう。

まず、先述した複雑系科学の奥義である「散逸構造理論」です。

企業や組織における職員の能力開発の秘策とは、要約すれば、「いかにして職員間に相乗作用を発現させるか」につきます。相乗作用があらわれれば、職員の実力の総和よりも大きな力がわきおこり、組織や企業は飛躍をとげるのです。同時に、一人一人の職員の実力も向上します。

ただし、前提条件として、組織が開放系であり、かつ非平衡であることが必須となります。

組織が開放系であるとは、「組織の職員が担当する市場や職務に、組織内での競合がない」状態です。まずは、組織内のポストをめぐって複数の職員が争わないようにする仕組みづくりが必要です。これについては、人事異動において公募制を導入すれば、その人の適性や能力にふさわしい仕事につけられます。

また、組織が非平衡であるとは、組織がしなやかな状態です。上司がプロデューサーとなり、状況に応じて、だれがそのプロジェクトのリーダーシップをとるのかを指名しながら運営していく組織です。これによって、臨機応変の対応や創意工夫があらわれやすくなります。

ちなみに、正反対のシステムが、リストラを前提とした組織運営です。これでは組織は非平衡の状態でなくなり、相乗作用もあらわれません。

理想的な情報交換ができる環境をつくる

次に、暗黙知、言語知の視点からみた、組織内の理想的な環境について述べましょう。

多くの企業では、職員教育において左記の①と②は充実していますが、③と④は不足しがちです。そのため、③と④を充実させることが重要な鍵となるでしょう。ちなみに、先人が残した「ことわざ」は、暗黙知を言語化したものです。ことわざに学ぶのも大切です。

①言語知をもとに新たに言語知を得る

テキストやマニュアルを読む、各種資格を取得する、ＩＴを活用する、などにより、新たに言語知を得る。

②言語知をもとに、新たに暗黙知を得る

①をもとに、現場で行動、実践して、体験でコツや勘などを身につけていく。

③暗黙知から新たに暗黙知を得る

熟練者と仕事をともにしながら、熟練者の持つコツや勘などを身につけていく。

④暗黙知から新たに言語知を得る

熟練者とディスカッションを行い、熟練者が経験により得たコツや知恵を入手する。好事例を読んだり聞いたりして、ノウハウを入手する。

さらに、情報交換の場として、提案制の導入も不可欠です。上司は「いくつかの提案の中から、将来、宝石となるような原石を発掘する」姿勢をとります。

新しいアイデアを取り入れれば、いままでにはなかった素晴らしい何かが「創発」されてくる可能性があります。

すでに述べたように、開放系で非平衡である組織ならば、よい意味でのライバル関係をつくる環境もいいでしょう。職員間に切磋琢磨が行われ、ともに励まし合い、相乗作用が発現しやすくなります。

情報交換に大切な条件として、人間同士の相性の問題もあります。

組織というのは、さまざまな性格や感情を持った生身の人間の集まりです。たんに能力や業績だけで人材を選び、あたかも機械を設計するように組織をつくっても、思うようにはなりません。職員の相性を判断したうえで、うまい組み合わせをするのは、理想的な環境の第一歩です。

第3章

直感を磨いて、ひらめきを生み出そう

激動の時代だからこそ、脱マニュアル人間になる

有史以前の人類は、左脳より右脳が優位でした。

生きていくためには、勘（直感）をとぎすませて危険を予知しなければなりませんし、食物をさがすのも勘が頼りでした。対人関係は、言葉（言語）よりも心でつながっていました。

その後、文明の発達とともに、左脳が優位になりました。

現代社会は、言語と貨幣を媒介として成立しています。人と人との会話、文字や文章の読み書き、電話の対応、お金の計算などが仕事の大部分をし

めています。競争の激しいビジネス社会における業務は、左脳を酷使するばかりで、右脳の働きを低下させています。

私たちが受けてきた学校教育も、ほとんどが左脳を活用するものでした。数学、理科、英語、国語、社会などは、知識を吸収し、論理的に物事を考えるものです。さらに、試験勉強も左脳を働かせています。学校教育で右脳を活用するものといえば、美術や音楽があるくらいです。

左脳の働きはもちろん大切ですが、左脳中心にかたよりすぎると、分析や細かい点ばかりに目をうばわれ、全体を見失ってしまいます。

精神科医であり、心理学者でもあるC．G．ユングは、「無意識の領域のさらに奥深いところには『集合的無意識』があり、そこにはこれまで人類が得た英知が存在する」と述べています。

言語化され、記銘《きめい》、保持、再生というメカニズムによって意識されたものが、左脳の記憶です。それに比べて、無意識領域の記憶や情報は、無尽蔵といっていいほど大量にあります。私たちの内面には、私たちが考えているよりもずっと素晴らしい「もう一人の自分」がいるのです。

では、どうしたらそれを活かして、大きな効果を発揮できるでしょうか。それは、左脳で知識や論理を積み重ねたあと、最終段階で右脳を働かせることです。左脳の働きをやめて右脳を活用すると、ひらめきや直感があらわれてきます。

ところが、やっかいなことに、右脳はプレッシャー、緊張、不安があると、働かなくなります。現代のストレス社会、多忙な日常生活の影響から、私たちは自分の可能性を過小評価しがちです。これは、右脳の働きをいっそう低下させてしまう危険があります。右脳が働くには、これらを取り除き、リラックスした状態になる必要があるのです。

脳生理学的にみた場合、天才と一般の人には、なんら違いはありません。天才だからといって、脳の神経細胞数やシナプスが特に多いわけではないのです。

では、何が、天才をして天才たらしめているのでしょうか。その秘密が、右脳にあります。

天才とは、「普段から右脳を自由自在に使える人」をさします。これに対して、一般の人は右脳を自由に使えない状態にあります。違いはそこだけです。

多くの知識を持ち、与えられた計画をマニュアル通りにやりとげる左脳の能力が必要な場合もあります。しかし、このような時代だからこそ、予測、予知を的確に行い、よいアイデアを生み出せる能力、つまり、右脳のパワーも兼ねそなえた人材が求められます。その意味では、右脳と左脳の活性化、全脳的活性化が急務なのです。

脳生理学的ストレス対処法

現代社会では、老若男女問わず、それぞれがストレスに直面して生きていかなければなりません。

ストレス社会における精神疾患や心身症の背景には、「失感情症」と「失体感症」があります。

失感情症とは、もう少しラクをしたい、くつろぎたい、遊びたい、休みたいという人間的欲求や感情を自分で抑え込んでしまう症状です。その結果、喜怒哀楽の感情や本能的欲求などが鈍麻《どんま》しやすくなります。

もう一つの失体感症とは、肉体への気づきが悪くなった症状です。肉体からの痛み、苦しみというサインを感じられなくなっているのです。

これらの症状を予防するために、ストレスとうまく付き合っていく方法を、脳生理学的見地から述べてみたいと思います。

人の営みは、「植物脳」「動物脳」「知性脳」の働きが中心となって行われます。植物脳は内臓の自律的な働きに関与しており、動物脳は生きようとする根源的な欲求や意欲、喜怒哀楽、快・不快などに、また知性脳は知性、知能に関与しています。

解剖学的にみると、植物脳は脳幹（中脳、橋、延髄）、動物脳は視床下部と大脳辺縁系、知性脳は大脳新皮質です。つまり、前記の症状を予防するには、動物脳＝視床下部と大脳辺縁系を正常に保つ必要があることになります。

これまで書いてきたように、視床下部は内分泌系、自律神経系、免疫系の中枢であり、ストレスが直接作用する部位です。視床下部と密接な関係にある大脳辺縁系は、多数の小さな脳の集合体であり、ここから感情、不安、やすらぎなどが生じます。

人としての活動では、大脳新皮質の知性を働かせるだけでなく、視床下部・大脳辺縁系から生まれる感情や情動を、人間らしいかたちで解放させる必要があります。その具体的な方法は、第４章でくわしく述べます。

神経伝達物質を増加させる人材育成法

ここで、複数の仕事を効率よくかたづける方法についても述べておきましょう。

一番いいのは、簡単な仕事から始めて、難しい仕事を最後にもってくるという方法です。何も考えず、アトランダムに選んでこなしていく場合よりも、効果が上がります。

容易な仕事を完了することで、人は自信がつきます。その状態で難しいテーマにチャレンジしたほうが、そうでない場合よりも成功する可能性が高くなります。

このプロセスを脳生理学的に説明すると、次のようになります。

①自信を持つ＝神経伝達物質のセロトニンが増加する。

②その結果、心の安定や落ち着きにつながる。

③次の仕事の効率がアップする

もちろん、この方法をこなすためには、いくつか仕事がある中で、何がどう簡単なのか、どう難しいのかを見きわめるセンスを、日頃から養っておく必要があります。

この原理は、人材教育にも応用できます。

人の能力を向上させるには、まずは、とても簡単な仕事を選んで実行させます。すると、当然、成功します。本人も、簡単な仕事とはいえ、やりとげたことで少し自信を持ちます。

次に、前回よりも少しだけ難しい仕事をさせます。すると、最初の時点よりも自信がついていますから、セロトニンが増加しており、実力もアップしているので、そこもクリアできます。

そこで、さらに少しだけ難しい仕事へ——というように、プロセスを順次進めて、最後に一番難しい仕事を達成させるのです。

この方法がうまくいくかどうかは、簡単なものから難しいものへと、いかに適切に、順々にテーマを与えられるかにかかっています。また、一つ一つの仕事を達成したとき、いかに上手にほめ、自信を多く持たせられるか、という見守りも重要です。

ちなみに、受験勉強も同様で、同じプロセスによって自信を持つことが学力向上につながります。

直感を磨く環境をつくる

現代人は、論理的、計算的に物事を考える能力にすぐれていますが、直感を発揮する力は鈍っています。しかし、ふいに直感が働いたというケースは、読者のみなさんも経験していることでしょう。

例えば、ある仕事をしようとしたとき、「理由はないのに、なんとなく気がすすまない感じにとらわれた。しかし、やらなければならない事情があり、やってみたところ、やはり悪い結果となってしまった」という経験はありませんか。この「理由はないのになんとなく気がすすまない感じ」

が、直感や予感、「第六感」といわれているものです。

脳生理学的見地に立てば、これは偶然ではなく、まぎれもなく一種の判断力です。脳の無意識領域にある記憶や情報が働き出し、意識にのぼってきた結果、第六感があらわれて的確な判断を下したのです。

第六感は、無意識領域に豊富な体験が蓄積されてこそ、とぎすまされます。

さらに、第六感を発揮するためには、左脳中心にかたよりすぎた働きを右脳優位に切りかえる必要があります。日常生活において、有史以前の人類の生活、つまり、自然なライフスタイルに学ぶ必要があります。

とはいっても、現代社会を生きる私たちが有史以前の生活はできません。そこで、普段の生活にその知恵を取り入れる工夫をするのです。

生体リズムをビジネスに活かす！

もと日本アロマテラピー協会会長であり、東邦大学医学部名誉教授でもあった故・鳥居鎮夫《とりいしずお》博士は、五感（視覚・聴覚・触角・味覚・嗅覚）に関する研究の第一人者ですが、その鳥居博士によると、人は以下にあげる四つのリズムに支配されているそうです。

①九十分のリズム

人の集中力の持続時間は、だいたい九十分間といわれています。

事情がゆるせば、職場における午前十時三十分や午後三時頃に小休止を取り入れたいものです。仕事を能率よく行うためには大切です。

②一日のリズム

おおむね、人は太陽の光のサイクルに合わせて、睡眠と覚醒をほぼ一日二十四時間周期のリズムでくりかえしています。これをサーカディアンリズムといいます。ホルモンの分泌、体温、細胞分裂などにも日内変動があります。

③一週のリズム

多くの人は、一週間＝七日周期で勤務しています。

週休二日の会社員として、月曜から金曜までのサイクルで考えると、火曜と水曜に注意力、集中力、思考力が高まり、木曜になると一気に低下します。金曜にはさらに疲労がたまり、よりいっそう下がってしまう傾向があります。

④一カ月のリズム

月は地球のまわりを約一ヵ月かけて一周しています。

古代から、「人の精神状態は月の周期に影響される」と考えられていました。実際に、満月の日には事故が多いというデータがあります。

このような生体リズムを仕事に活用できれば、ムダな疲労が少なく、能率アップもはかれます。

では、以下に具体的な活用法を述べましょう。

◆休息をとったほうが作業効率は向上する

同じ仕事でも、一度も休憩をとらないで完了した場合と、途中で少なくとも一回は休憩をとった場合とを比べてみると、後者のほうが消耗度はかなり軽くなります。

今日では、ＩＴが普及して、企業も官公庁の職員（非正規職員を含む）も、パソコンや携帯電話を駆使しなければならなくなりました。

しかし、皮肉なことに、普及する前と比べて人々は多忙になり、疲弊しています。不況も深刻化しています。

電子メール、アプリケーションの操作をパソコンで長時間、休憩をとらずに行ったり、携帯電話を常に「オン」にして所持したり、という生活習慣は、医学的にみても、美容と健康に悪影響があるのは間違いありません。

厚生労働省労働基準局が平成十四年四月五日に策定した、新しい「ＶＤＴ（著者注・コンピュータを用いた）作業における労働衛生管理のためのガイドライン」によれば、ＩＴ関係（パソコンなど）の作業に従事している人のうち、精神的疲労を感じている人が三十六・三パーセント、身体的疲労を感じている人が七十七・六パーセントにものぼっています。そのため、作業者の心身の負担を少なくするように、作業時間、作業休止時間などについて次のような基準を定めました。

◎一日の作業時間

他の作業を組み込むこと、または他の作業とのローテーションを実施することなどにより、一日の連続作業時間が短くなるように配慮すること。

◎一連続作業時間

一時間を超えないようにすること。

◎作業休止時間

連続作業と連続作業の間に十〜十五分の作業休止時間を設けること。

◎小休止

一連続作業時間内において一～二回程度の小休止を設けること。

◎業務量への配慮

作業者の疲労の蓄積を防止するため、個々の作業者の性質を充分に配慮した無理のない適度な業務量となるよう配慮すること。

企業経営者は、ぜひこのガイドラインを参考にしていただきたいと思います。

ちなみに、個人的見解としては、電子メールのかわりに回覧板を使う、ワードやエクセル操作が苦手な職員が資料を作成するときには、ある程度手書きを許可する、などの取り組みも必要と思われます。

◆商談は金曜の午前十時三十分か午後二時三十分に

ビジネスにおいては、会社同士の取引やセールスをめぐる他社との競争など、いろいろな駆け引きが行われます。

そこで、駆け引きの一つの手段として、生体リズムを活用する方法があります。相手の心身の状態がどんなリズムになっているかを知り、こちらにもっとも有利と思われるときに交渉するのです。

まず、商談を成立させたい曜日を選びます。

人には一週間のリズムがありますから、事情が許せば、できるだけ金曜日を選ぶのがいいでしょう。週の後半になり、相手のリズムが低下したときがこちらにとって有利になるとき、というわけです。しかし、普通に過ごしていればこちらのリズムも低下している可能性があるので、気をつけなければなりません。

そこで、商談が金曜日に決まったら、数日前から睡眠をたっぷりとり、疲労をなくして体調を整えておきます。つまり、相手は金曜のリズムでも、自分は火曜か水曜のリズムにしておくわけです。

では、金曜日の、どんな時間帯を選ぶのがベストなのか。

朝一番は、心身ともに緊張していますから、相手側の心のガードはかたくなりがちです。したがって、九時台は避けたほうがよいと考えられます。相手の会社が朝九時に始まる場合、九十分のリズムを考えて、十時三十分から十一時頃がおすすめです。相手の緊張感が薄れ、心のガードがゆるみがちになる時間帯です。

同じように、午後一番は避けたほうがよいでしょう。午後なら、昼食や休憩時間から計算して、二時三十分から三時頃がよいと思われます。

◆事故やミスの起こりやすい曜日と時間帯

一週間のリズムの中には、事故やミスの起こりやすい曜日、時間帯があります。

それに気をつけていれば、事故やミスの防止につながります。

先に述べたように、火曜と水曜に注意力、集中力、思考力は高まり、木曜になると一気に低下し、金曜にはさらに疲労がたまり、よりいっそう下がる傾向があります。

したがって、曜日別にみた交通事故の発生件数は、金曜がもっとも多くなります。忘れ物も木曜、金曜に多く、工場などで不良品が発生しやすいのも木曜、金曜です。木曜、金曜には、特に仕事のミスや車の運転に気をつけたいものです。

さらには、一日の中でミスをしやすい時間帯もあります。

それは、注意力や集中力が落ちてくる午後三時以降です。この時間帯は特に気をつける必要があります。

◆二十四時間、感情のリズムは変わっている

感情や気分は、一日の時間帯によって変化があります。

一般的なビジネスマンは、朝からダラダラした気分にはならないものです。朝起きてから昼までの午前中は、「緊張感」と「さわやかさ」が主体となります。

そして、午後には「リラックス感」と「疲労感」が出てきます。仕事によっては緊張感を維持しなければならない場合もありますが、長時間維持し続けるのは無理があります。それが毎日になるような勤務は避けるべきです。

午後の遅い時間帯になると、疲労が高まり、感情のコントロールがしにくくなります。そんなときに相手と話すと、注意せずに言葉を選んでしまいがちですから、不用意な発言で相手を傷つけないように注意したいものです。

このような一日の感情のリズムを把握し、相手の性質を知っておけば、人間関係はよりスムーズになるはずです。

ひらめきを生み出せ!

将来の予測を的確にするためには、多くの情報を収集し、過去の事例を検討するという論理的な思考が必要です。そして、最終局面ではひらめきが重要になってきます。

解決すべき問題や課題を検討しているとき、ふとよいアイデアが「ひらめいた」経験を、みなさんも大なり小なりお持ちだと思います。

ひらめきは「パッと浮かぶ」と表現されるだけに、瞬間的であり、淡いかげろうのような情報です。そのため、忘れてしまいやすいので、ひらめいたら、すぐにメモをとることが必要です。

このひらめきは、脳生理学的にみると「変性意識状態」であらわれやすくなります。変性意識状態というのは、意識と無意識（潜在意識）の中間で右脳が活性化している状態です。瞑想《めいそう》でよくあらわれますが、日常生活でぼんやりしているとき、休憩をとってほっとしたとき、睡眠から自然に目が覚めたときなどにあらわれる場合があります。

ひらめきは、左脳から右脳に頭のスイッチを切りかえれば生まれます。具体的には、次にあげるいくつかの方法が効果的です。

◆九十分周期法

先述した鳥居鎮夫《とりいしずお》博士による四つのリズムのうち、「九十分周期のリズム」を活かす方法です。

人が一つの仕事に集中できる持続時間は、九十分くらいです。

よいアイデアが必要なとき、解決すべき問題があるとき、予測を的確に行う必要があるときなどには、まず、いろいろと考えて左脳を使います。やがて、九十分近くになると、疲労のために論理的に考える働きが落ちてきます。

そこで、気分転換をするために席をはずし、休憩室などでひと休みします。このとき、今度は右脳が優位となって前面に出てきます。この機会がひらめきのチャンスです。

実際に、私が勤務していた大手生命保険会社では、社員の人たちが実行して成果をあげていたようです。

◆こだわらず、日を改めて考える

いくら考えても、その時点では結論が得られないときがあります。そんな場合は、あせらず、一度保留にしましょう。日を改めれば、新しい視点から考えられる効果もあり、よいひらめきが生まれるものです。

これまでの研究では、睡眠中に脳の中では情報の取捨選択が行われていることがわかっています。一日に脳に入ってきた多くの情報の中から、ポイントとなる情報が選びだされ、脳に記憶されているのです。

翌朝のリフレッシュした状況でその記憶を活用できれば、よいひらめきがわいてきます。

◆睡眠法

普段の活動では左脳を使うことが大部分ですが、眠くなり、ウトウトした状態が始まると、それまで働いていた左脳が休み、かわって右脳が働き出します。

睡眠中は右脳が優位となります。夢の視覚的なイメージも右脳の働きによるものです。人によっては、夢の中によいアイデアが出てくる場合もあります。睡眠においては、自然に目がさめたときこそ、ひらめきが出やすいといえます。

日本人初のノーベル賞（物理学賞）を受賞した湯川秀樹博士は、ひらめきを出現させる方法を経験的に把握しており、積極的に活用しました。

夜、寝床で横になってぼんやりしているときや、自然に目がさめたときのひらめきを大切にするべく、いつも枕元にはメモ用紙を用意していたそうです。そして、ふとひらめいた考えをメモにして積みかさねた結果、「中間子理論」を完成させたのです。

◆オフィスの環境を改善する

与えられた仕事を、効率よく、マニュアル通り、正確にこなせるよう、左脳向けに設計されているのが、オフィス環境です。したがって、特に重要な局面においては、オフィス内でねばっていたとしても、よいひらめきはなかなか浮かびません。

ひらめきの能力を向上させるには、気分転換を効果的に行うとともに、オフィスの環境を右脳向けに整えることが重要です。

例えば、オフィス内をパーテーションで仕切っておく方法があります。ひらめきを発現させるためには、実は個室がもっともよいのです。そうすれば、周囲の人に気がねなくぼんやりしたり、居眠りしたりできて、ひらめきが出やすい環境になります。

◆図解を使った学習

物事を考えていくときや学習するとき、図示《ずし》（図を描く、覚える）をしてみると効果的です。

脳波による研究で、実際に右脳が使われて活性化される状態が確認されています。

第4章

日常生活からの右脳活性化

神経伝達物質のコントロールは自分でできる

第1章で述べたように、私たちが持つ感情のすべてに、脳で生じる神経伝達物質が関与しています。具体的には、セロトニン、ノルアドレナリン、アドレナリン、ドーパミン、TRH、LH-RH、ギャバなどです。

そのため、本書ではこれまで「人間の精神活動は神経伝達物質によって左右される」と書いてきました。神経伝達物質の量は、生まれつきの性格や、その人の置かれている環境の影響を受けてしまいます。

しかし、私たちは神経伝達物質のあやつり人形ではありません。

では、あやつり人形にならないためにはどうしたらいいでしょうか。

それは、神経伝達物質の量を私たちが自分で変えることです。神経伝達物質の量は自分でコントロールが可能であり、それが私たちの能力、性格、行動、そして、運命そのものにもよい影響を与えていくのです。

そこで、そのためのキーワードとなるのが、「意志」です。とりわけ「希望を持つこと」が大切です。

「困難に直面しても悲観せず、希望を持ち続けていると、必ず道は開かれる」とよくいわれますが、それは脳生理学でも証明されています。

事実、次のような例があげられます。

第二次世界大戦中、ナチスドイツはユダヤ人を強制収容所に入れました。そして、きわめて劣悪な状況下で強制労働に従事させました。多くは伝染病などで命を落としましたが、生き残った生存者には、ある共通点がありました。

それは、いかに困難な状況におちいっても、希望を持ち続けたことです。

「必ず自分は救出される、明日の希望がある」という強い信念を抱き続けた結果、運命を引き寄せたのです。

イメージトレーニングをしよう

想像によって頭に浮かぶ映像、それがイメージです。

そのとき、視覚的な映像だけでなく、聴覚、触覚、味覚などもイメージの中に出せます。イメージにかかわるのは右脳なので、イメージトレーニング中は右脳が活性化します。

イメージトレーニングは、もともとスポーツ界で注目され、発達しましたが、現在、欧米の多くのビジネスマンが行っています。常に成功のイメージを描き続けるトレーニングが、彼らをビジネス界の成功者に押し上げているのです。

イメージを最大限に活用する方法として、「自分のお手本にしたい人物を見つけて、その人になりきる努力をする」というものがあります。

成功している人の真似は、その人の身の処し方を体得することです。このイメージの効果は大きく、くりかえし描き続ければ力となり、あなたを成功に導きます。

また、イメージリハーサルも効果的です。

頭の中でイメージを浮かべながら、予行演習（シミュレーション）を行う中で、修正するポイント、追加すべきポイントなどが判明してきます。

ためしに、会議におけるあなたの発表をイメージリハーサルしてみましょう。

あなたは堂々とした態度で報告を始めます。あなたの上司や同僚は、あなたの説得力ある報告にうなずいて聴いています。

次に、あなた自身が聴き手になって、あなたの発表を聴くシーンをイメージしてください。話し方がまずいと感じたら、その部分の内容を手直しする必要があるでしょう。

最初のイメージリハーサルは「主観的」、二番目は「客観的」な方法です。二つの方法を、最初から最後まで同じ時間をかけ、くりかえし行うと効果的です。

自分より実力のあるライバルを選ぶ

自分の能力を向上させたいときには、よい意味でのライバルを持つと効果的です。

ライバルは自分よりも実力のある人を選び、交流を持つとよいでしょう。その人との間に友情があれば、さらに効果的です。ライバルが体得しているノウハウを知る機会が多くなるからです。

一例をあげてみます。

かつて、女子マラソンで日本代表となった有森裕子選手のケースです。

有森選手にとってのマラソン初レースは、一九九〇年の大阪国際女子マラソンでした。この大会で優勝したのはポルトガル代表のロザ・モタ選手でしたが、有森選手は彼女と知り合いになり、交流がはじまりました。ロザ・モタ選手は、一九八六年、東京国際女子マラソンで優勝、一九八八年のソウル・オリンピックの女子マラソンでも金メダルを獲得するなど、文字通りのトップアスリートでした。

その後、二人の間に強い友情が育まれた経緯はよく知られています。二年後の一九九二年、バルセロナ・オリンピックの女子マラソンで、日本代表として出場した有森裕子選手は銀メダルを獲得しました。

その四年後、一九九六年に開かれたアトランタ・オリンピックの女子マラソンでは銅メダルに輝き、有森選手はオリンピックの女子マラソンにおいて、「二大会連続メダル獲得」という金字塔を打ち立てました。

ロザ・モタ選手との交流を機に、有森選手は格上のライバルが体得したノウハウを大いに吸収し、自分の能力アップにつなげたと思われます。

ちなみに、ロザ・モタ選手は一九九二年のバルセロナ・オリンピックにも女子マラソンでの出場を目指していましたが、残念ながら体調が万全ではなく、断念。その後、引退しています。

右脳を活性化させる生活習慣・芸術

先述したように、脳内物質のメラトニンは人が睡眠をとるうえで必要不可欠な睡眠物質です。また、生体リズムをつかさどったり、免疫力を高めたり、動脈硬化を防ぐといった重要な役割があります。

このメラトニンの分泌を高めるためには、昼間を明るい光の中ですごし、夜間は照明を必要最小限にして「暗さを感じる」必要があります。

ですから、日中はできるだけ外に出て太陽の光をあび、夜間の照明は必要最小限にしましょう。そうすれば、日中には昼の感覚が、夕方以降には夜の感覚が戻ってきます。

また、休日を積極的に活用し、仕事をできるだけ忘れて、自由な空間にひたる工夫をしましょう。もう一人の自分を発見するのです。

右脳を使えば、左脳のスイッチがオフになり、酷使された左脳も休めます。絵を描いたり、美術鑑賞をしたり、クラシック音楽（特にバロック）に親しんだりすれば、右脳が働き、心のリフレッシュにつながります。

常識にとらわれず、あえて左手を使ってみるのも一つの方法かもしれません。

私たちの大部分は右利きです。字を書くのも、はしを使うのも、右手を使います。これは、常に右手を支配している左脳が働いている状態です。右脳は左手を支配していますから、左手を積極的に使えば、右脳を活性化させられる可能性があるのです。

習い事では、「日本舞踊」が右脳の活性化につながるといわれています。日本舞踊は、体の中心である「吐《はら》」が安定していなければできません。いわゆる「吐がすわっている」という状態です。吐は、丹田（くわしくは後述）を中心とした下腹部領域に相当します。

仕事や日常生活においても、私たちは吐に力を入れて、背筋をのばし、首、肩、手の力をぬけば心身を安定させられるのです。

丹田《たんでん》呼吸法

右脳は緊張、プレッシャー、ストレスなどにさらされると、うまく働きません。

そこで、効果的にリラックスできる方法として、丹田呼吸法をおすすめします。

ちなみに、丹田とは、腹部にあるツボの一つである関元《かんげん》（おへそと恥骨《ちこつ》の中間で、正中線上《せいちゅうせん》にある）を中心とした領域のことです。だいたいの目安《めやす》は、下腹部《かふくぶ》の領域です（図４参照）。

図4

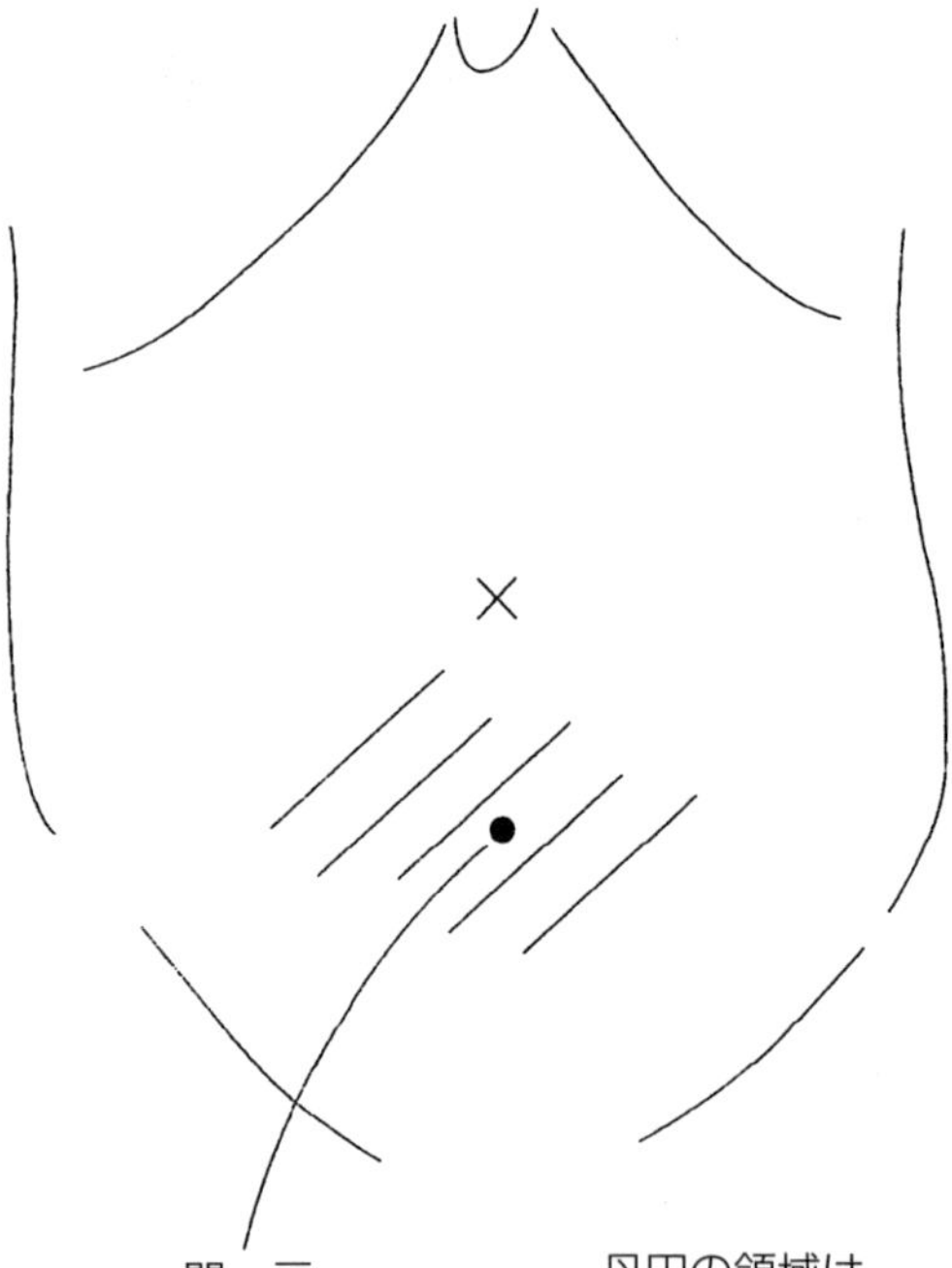

丹田の領域は、
だいたい斜線のところ

丹田呼吸法では、原則として、息《いき》を吐くときも吸うときも、呼吸は鼻で行います。

また、息を吐くことに重点をおきます。

息はゆっくりと吐いていきます。息を吸うときは、吐いたぶんだけ自然に吸い込みます。

以上の要領で、では、丹田呼吸を始めましょう。

まず、口は閉じたまま、鼻から息を吐きながら、少し前かがみになって、なるべく下腹部をへこませてください。

次に、息を吐き終わったら、今度は息を吸い込みながら下腹部を元の状態にふくらませ、同時に背筋《せすじ》をスーッとのばします。

自然へ「復帰」しよう

前章で、人の営みは「植物脳」「動物脳」「知性脳」の働きが中心となって行われると解説しました。

植物脳は内臓の自律的な働き、動物脳は生きようとする根源的な欲求や意欲、喜怒哀楽、快・不快など、知性脳は知性、知能にそれぞれ関与して、生命活動に大きくかかわっています。

このことは、私たちの心の中には、人としての心以外にも、植物や動物の心があるということを意味しています。

仏教では、「人には百八つの煩悩《ぼんのう》がある」といわれます。人の煩悩は、動物脳の成せるわざかもしれません。そう考えれば、邪悪な思いや雑念が頭に浮かんでも、自分自身を責める必要はないのかもしれません。ただし、意識してこうした煩悩を超越する必要はあります。

ともあれ、植物脳や動物脳があるおかげで、私たちは植物や動物と心を通じ合えるのですから、動植物とのふれあいは大きな癒しとなります。

そこで、休日には自然への「復帰」をしてみましょう。一時的に現代社会から離れ、自然のふところに飛びこめば、自然に生かされていることに気づきます。自然の偉大さと包容力を感じられます。

特に森林浴はおすすめです。森林の中に入れば、解放感にひたれます。樹木から発散される芳香性物質、フィトンチッドには癒しややすらぎを与えてくれる作用もあります。

自然界の現象は一定ではありません。

風のそよぎ、川のせせらぎは、複雑な変動をしています。人間を含めたすべての生物は、四十億年以上にも及ぶ地球の歴史の中で、この自然のリズムを感じながら生きてきたのです。

自然への復帰で左脳のこりをほぐし、右脳を活性化してください。

<著者紹介>

佐藤　政彦（さとう　まさひこ）

1958年生まれ。

1983年新潟大学医学部卒。

内科診療に従事した後、1996年に大手生命保険会社に入社し、診査センター長等を歴任。

2012年に退職し、執筆活動に入る。

医学博士

ひらめき・直感力を磨く能力開発法

2013年 9 月18日　初版第 1 刷発行

著　者　佐藤 政彦
発行者　韮澤 潤一郎
発行所　株式会社 たま出版
〒160-0004 東京都新宿区四谷4－28－20
☎ 03-5369-3051（代表）
http://tamabook.com
振替　00130-5-94804

組　版　一企画
印刷所　株式会社エーヴィスシステムズ

ISBN978-4-8127-0363-2　C0011